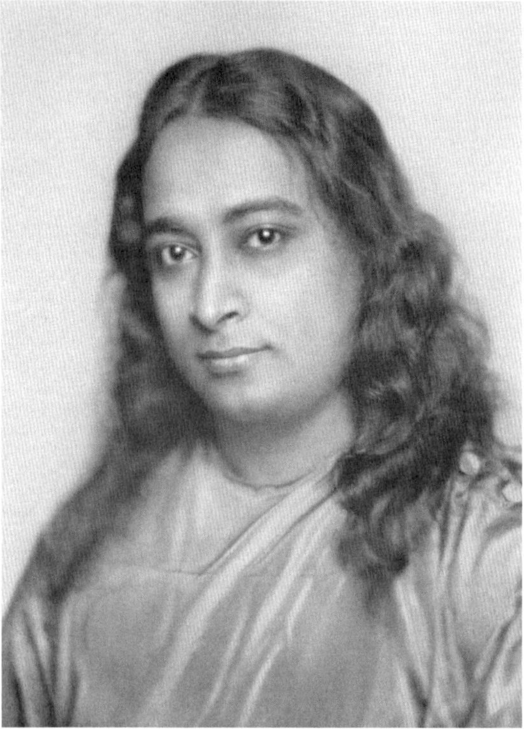

Paramahansa Yogananda
(1893–1952)

LEBEN OHNE ANGST

DIE VERBORGENEN
KRÄFTE DER
SEELE ENTWICKELN

Eine Auswahl aus den Vorträgen und Schriften von

Paramahansa Yogananda

Self-Realization Fellowship
FOUNDED 1920 BY PARAMAHANSA YOGANANDA

ÜBER DIESES BUCH: *Leben ohne Angst – die verborgenen Kräfte der Seele entwickeln* enthält Auszüge aus Paramahansa Yoganandas Schriften, Vorträgen und zwanglosen Ansprachen. Diese Auszüge wurden ursprünglich in seinen Büchern, in den Artikeln der Zeitschrift *Self-Realization* (1925 von ihm gegründet), in den Anthologien seiner gesammelten Vorträge und Essays sowie in anderen Schriften der Self-Realization Fellowship veröffentlicht.

Der Titel der im Verlag Self-Realization Fellowship, Los Angeles, Kalifornien, USA erschienenen Originalausgabe lautet:
Living Fearlessly: Bringing Out Your Inner Soul Strength

ISBN: 978-0-87612-469-7

Übersetzung aus dem Englischen: Self-Realization Fellowship

Autorisiert durch
International Publications Council of
Self-Realization Fellowship, USA

Erste deutsche Ausgabe, 2006
First German edition, 2006
Gedruckt in Italien, 2025
Printed in Italy, 2025

ISBN: 978-0-87612-472-7

1728-J8989

In seiner *Autobiographie eines Yogi* gibt Paramahansa Yogananda das folgende Gespräch mit seinem Guru, Swami Sri Yukteswar, wieder:

»Guruji, ich hätte gern einige Geschichten aus Eurer Kindheit gehört.«

»Ich will dir ein paar erzählen, die eine besondere Moral enthalten.« Sri Yukteswar zwinkerte verschmitzt, als er diese warnende Ankündigung machte.

»Meine Mutter versuchte mir einmal Angst einzujagen, indem sie mir von einem Geist erzählte, der in einem dunklen Zimmer hauste. Ich lief sofort in das betreffende Zimmer und war enttäuscht, den Geist nicht anzutreffen. Meine Mutter erzählte mir nie wieder eine ähnliche Schauergeschichte.

Moral: Sieh der Furcht ins Angesicht, dann wird sie dich nicht mehr schrecken können!«

Inhalt

Leben ohne Angst

Macht euer Leben zu einem göttlichen Abenteuer

Das Leben selbst ist das größte Abenteuer, das man sich vorstellen kann. Wenn auch das Leben mancher Menschen wenig interessant und aufregend ist, weist das Leben anderer viele außergewöhnliche Erfahrungen auf. ... Und dennoch besteht das größte Abenteuer dieses Universums darin, das Wesen des Geistes zu ergründen. ...

Auszüge aus »Das größte Abenteuer des Menschen«, einem Vortrag, der im Internationalen Hauptsitz der Self-Realization Fellowship in Los Angeles gehalten wurde. Der vollständige Vortrag wurde in dem Buch *Die ewige Suche des Menschen* veröffentlicht (Paramahansa Yoganandas *Gesammelte Vorträge und Essays, Band I*).

Seid euch selbst ein Freund, indem ihr euer göttliches Wesen zum Ausdruck bringt

Ein Abenteuer mit wilden Tieren in Südafrika ist nichts im Vergleich mit dem Abenteuer des Lebens. Es ist fesselnder als alle dramatischen Ereignisse der Geschichte. Der Mensch ist intelligent genug, um sich gegen Tiere zu schützen. Doch er weiß nicht, wie er sich gegen seine eigenen schlechten Gewohnheiten und Neigungen schützen soll. Der größte Feind des Menschen ist er selbst. Mehr als alle persönlichen oder politischen Feinde, mehr als Bakterien, Bomben oder andere Gefahren sollte der Mensch sich selbst fürchten, wenn er im Unrecht ist. Wer in Unkenntnis seiner göttlichen Natur lebt und sich von schlechten Gewohnheiten regieren lässt, macht sich zum eigenen Feind. Am erfolgreichsten in diesem Abenteuer des Lebens ist derjenige, der sich selbst ein Freund ist. Krishna sagte: »Das SELBST ist der

Freund des (verwandelten) Selbst, aber der Feind des unbezwungenen Selbst.«[1]

Die heimlichen Feinde

Wir können uns gut vorstellen, dass wir uns auf den Weg machen, um eine unbekannte Wildnis zu erforschen. Wenn wir mit dem Schiff fahren, nehmen wir ein Rettungsboot mit; sollte der Dampfer sinken, so wissen wir, dass wir in das Boot steigen und uns retten können. Doch bei so vielem, was wir erleben, scheint unser Rettungsboot ein Leck zu haben, ganz gleich, welche Vorsichtsmaßregeln wir getroffen haben.

In einem Dschungel, in dem es von wilden Tieren wimmelt, kann man sich bis zu einem gewissen Grade gegen sie schützen, doch die heimlichen Gefahren sind schwerer zu erkennen. Wie schützt man sich gegen einen Ansturm von Bakterien? Millionen davon schwir-

[1] Bhagavad-Gita VI, 6.

ren ständig um uns herum. ... Die Natur bildet zwar einen Schutzwall von Zellen um sie herum, doch ist er nur so lange wirksam, als der Körper widerstandsfähig bleibt. Dieser Lebenskampf spielt sich ununterbrochen im unsichtbaren Dschungel des Inneren ab. ...

Um diesen Dschungel des Lebens sicher durchqueren zu können, müsst ihr euch mit den richtigen Waffen ausrüsten. ... Der weise Mensch, der gegen jede Art von Kriegführung – gegen Krankheit, Schicksal und *Karma,* gegen alle bösen Gedanken und Gewohnheiten – gewappnet ist, wird als Sieger aus diesem Abenteuer hervorgehen. Wir müssen Vorsicht walten lassen und außerdem mit den richtigen Methoden vertraut sein, wenn wir über unsere Feinde siegen wollen. ...

Gott hat uns ein mächtiges Schutzmittel gegeben, das wirkungsvoller ist als alle Maschinengewehre, als Elektrizität, Giftgase oder Medikamente: unseren Geist. Es ist der Geist, der gestärkt werden muss. ... Ein wichtiger Punkt im Abenteuer unseres Lebens besteht darin, den Geist unter unsere Herrschaft zu bringen und diesen beherrschten Geist ständig auf Gott einzustellen. Hierin liegt das Geheimnis eines glücklichen, erfolgreichen Daseins. ... Man erwirbt es, indem man die Kraft seines Geistes entwickelt und den Geist durch regelmäßige Meditation auf Gott einstellt. ... Das einfachste Mittel, mit Krankheit, Enttäuschungen und Katastrophen fertig zu werden, liegt darin, ständig auf Gott eingestimmt zu sein.

Göttliche Hilfe wird euch zuteil, wenn ihr euch auf den Geist einstellt

Wir sind wie Kinder, die im Wald des Lebens umherirren und gezwungen sind, durch ihre eigenen Erfahrungen und Schwierigkeiten zu lernen, und die in die Grube der Krankheit und der schlechten Gewohnheiten fallen. Immer wieder müssen wir unsere Stimme erheben und um Hilfe rufen. Doch wenn wir im Einklang mit dem GEIST leben, ziehen wir die göttliche Hilfe herbei.

Jedes Mal, wenn ihr in Schwierigkeiten geratet, betet: »Herr, Du bist in mir und umgibst mich überall. Du bist meine feste Burg. Ich habe mich tapfer durchs Leben gekämpft, umgeben von vielen todbringenden Feinden. Nun erkenne ich, dass sie nicht dazu da sind, mich zu vernichten. Du hast mich auf die Erde gesetzt, um meine Kraft auf die Probe zu stellen. Ich muss diese Prüfungen nur durchmachen, um mich zu bewähren. Ich bin bereit, gegen das Böse, das mich umgibt, zu kämpfen; ich will es durch Deine allmächtige Gegenwart besiegen. Und wenn ich das Abenteuer dieses Lebens bestanden habe, will ich sagen: ›Herr, es war nicht leicht, tapfer zu sein und zu kämpfen; doch je größer der Schrecken war, umso größer war auch die innere Kraft, die ich von Dir erhielt und die mir geholfen hat, siegreich aus dem Kampf hervorzugehen und zu erkennen, dass ich Dir zum Bilde geschaffen bin. Du bist der König dieses Universums, und ich bin Dein Kind, der Kronprinz des Universums. Was habe ich zu fürchten?‹«

Sobald ihr erkennt, dass ihr als sterbliche Wesen geboren seid, habt ihr Angst vor allem Möglichen. Es scheint keinen Ausweg zu geben. Ganz gleich, welche Vorsichtsmaßregeln ihr trefft, ihr könnt immer noch einen Fehlgriff tun. Eure einzige Sicherheit liegt in Gott. Ob ihr euch im afrikanischen Dschungel oder im Krieg befindet, ob ihr von Krankheit oder Armut verfolgt werdet, sprecht mit tiefer Überzeugung zu Gott: »Ich fahre im Panzerwagen Deiner Gegenwart über das Schlachtfeld des Lebens. Ich bin beschützt.«

Es gibt keine andere Sicherheit. Wendet gesunden Menschenverstand an und vertraut ganz auf Gott. Ich schlage euch nichts Exzentrisches vor; ich dringe nur in euch, immer wieder zu sagen, ganz gleich, was auch geschieht: »Herr, Du allein kannst mir helfen!« und an diese Wahrheit zu glauben. So viele sind in die ausgefahrenen Gleise der Krankheit und der falschen Gewohnheiten geraten und haben es nicht geschafft, sie zu verlassen. Denkt nie, dass es keinen Ausweg gebe. Alles Unglück dauert seine bestimmte Zeit. Die Misserfolge eines Lebens sind kein Maßstab für eure Fähigkeiten – ob ihr erfolgreich sein könnt oder nicht. Die Einstellung eines siegreichen Menschen ist: »Ich bin ein Kind Gottes, ich habe nichts zu befürchten.« Habt deshalb vor nichts Angst. Leben und Tod sind nichts anderes als unterschiedliche Phasen in eurem Bewusstsein.

Lasst die unsterbliche Seele aus eurem Inneren auferstehen

Alles, was der Herr erschaffen hat, soll uns auf die Probe stellen und die unsterbliche Seele aus unserm Inneren auferstehen lassen. Hierin besteht das Abenteuer des Lebens – der einzige Daseinszweck. Und für jeden ist dieses Abenteuer anders und einzigartig. Ihr müsst darauf vorbereitet sein, euch mit allen geistigen, seelischen und gesundheitlichen Schwierigkeiten auseinanderzusetzen, indem ihr vernünftige Methoden anwendet und auf Gott vertraut – in der Gewissheit, dass eure Seele im Leben und im Tod unbesiegt bleibt. Ihr könnt nie sterben. »Keine Waffe kann die Seele durchbohren; kein Feuer kann sie verbrennen; es kann kein Wasser sie nässen; noch kann sie im Winde verdorren. ... Die Seele ist unwandelbar, alldurchdringend, ewig ruhig und fest gegründet.«[2] Ihr seid in alle Ewigkeit das Ebenbild des GEISTES.

Ist es nicht ein befreiender Gedanke, dass uns der Tod nichts anhaben kann? Wenn wir krank werden und die Körperfunktionen aussetzen, denkt die Seele: »Ich bin tot!« Doch dann rüttelt Gott die Seele wach und spricht: »Was ist los mit dir? Du bist nicht tot! Kannst du nicht noch den-

[2] Bhagavad-Gita II, 23–24.

ken?« Ein Soldat marschiert die Straße entlang, und plötzlich wird sein Körper von einer Bombe zerfetzt, und seine Seele schreit: »O Herr, ich bin getötet worden!« Doch Gott spricht: »Keinesfalls! Sprichst du nicht zu Mir? Nichts kann dich vernichten, Mein Kind. Du träumst nur.« Dann erkennt die Seele: »Das ist ja gar nicht so schlimm. Nur weil ich mir vorübergehend eingebildet habe, ein physischer Körper zu sein, dachte ich, dass ich ohne ihn nicht existieren könne. Ich hatte vergessen, dass ich die ewige Seele bin.«

Der Sinn unseres Lebensabenteuers

Echte Yogis sind in der Lage, ihren Geist unter allen Umständen in der Gewalt zu haben. Wenn ihr diesen vollendeten Zustand erreicht habt, seid ihr frei. Dann wisst ihr, dass das Leben ein göttliches Abenteuer ist. Jesus und andere große Seelen haben dies bewiesen. ...

Das Abenteuer dieses Lebens ist erst dann für euch zu Ende, wenn ihr kraft eures Willens und Geistes über alle Gefahren gesiegt habt – so wie die großen Meister. Dann könnt ihr zurückblicken und sagen: »Herr, es war ein ziemlich schlimmes Erlebnis. Beinahe hätte ich versagt, aber jetzt bin ich für immer sicher in Deiner Gegenwart.«

Wenn der Herr schließlich zu uns sagt: »All diese erschreckenden Erlebnisse sind nun vorüber. Ich bin immer bei dir, und nichts kann dich verletzen«, erscheint uns das Leben wie ein wunderbares Abenteuer.

Der Mensch spielt mit dem Leben wie ein Kind; doch wenn er gegen Krankheit und Not ankämpfen muss, nimmt sein Geist an Kraft zu. Alles, was den Geist schwächt, ist euer größter Feind; und alles, was den Geist stärkt, ist euer sicherer Hafen. Lacht über jede Schwierigkeit, die sich euch in den Weg stellt. ... Erkennt, dass ihr in Gott das ewige Leben habt.

Gedanken für die furchtlose Seele

Wenn ihr euch Schwierigkeiten und Prüfungen gegenüberseht, lehnt ihr euch meistens gegen sie auf: »Warum muss gerade mir das passieren?« Stattdessen solltet ihr jede Prüfung als eine Spitzhacke ansehen, mit der ihr im Boden eures Bewusstseins graben und den in eurem Inneren verborgenen geistigen Quell der Kraft zum Sprudeln bringen könnt. Jede Prüfung sollte die in euch verborgene Kraft zum Vorschein bringen, denn ihr seid Kinder Gottes, Ihm zum Bilde erschaffen. Unsere Prüfungen sind nicht dazu da, uns zu zerstören. Nur Feiglinge und diejenigen, die daran zweifeln, dass sie vollkommene Ebenbilder Gottes sind, werden rebellisch und kapitulieren vor ihren Prüfungen, als wären diese unüberwindbare zerstörerische Mächte.

Ihr seid Kinder Gottes. Was habt ihr da zu fürchten?

Lasst unter keinen Umständen zu, dass Angst euren Geist und euren Willen beherrscht. Jedes Mal, wenn ihr Angst verspürt, schaut ihr direkt ins Gesicht:

Versucht dann, die äußere Ursache zu beseitigen und unternehmt Schritte, die euren Geist ermuntern, diese Mutlosigkeit zu überwinden.

Bemüht euch ständig, die unsterbliche Kraft der Seele durch Meditation und Gottverbundenheit zu entwickeln und bewältigt alle schwierigen Situationen mit dieser Kraft.

Es gibt immer einen Ausweg aus euren Schwierigkeiten; und wenn ihr euch die Zeit nehmt, klar zu denken und euch zu überlegen, wie ihr die Ursache eurer Angst beseitigen könnt, anstatt euch deswegen Sorgen zu machen, werdet ihr zu einem Meister.

Warum wollt ihr das Rad des Lebens nicht selbst drehen, anstatt sich von ihm überrollen zu lassen?

Sagt euch immer: »Nichts kann mich verletzen, nichts kann mich aufregen.« Ihr müsst wissen, dass ihr so gut seid wie der beste Mensch und so mächtig wie der stärkste. Ihr müsst mehr Vertrauen zu euch selbst haben.

Wer an die Göttlichkeit seiner eigenen Seele

glaubt – an sein wahres Wesen – und wer Gott liebt und auf Seine Allmacht vertraut, wird schnell vom Leid befreit. ... Das Licht des Glaubens weist seinem Bewusstsein den Weg aus dem dunklen Reich irdischer Begrenzungen hin zum Königreich der Unsterblichkeit.

Glaube bedeutet, dass wir aus tiefster Überzeugung wissen: Gott hat uns als Seine Ebenbilder erschaffen. Wenn wir uns innerlich ganz auf Sein Bewusstsein eingestellt haben, können auch wir Welten erschaffen. Vergesst nie, dass in eurem Willen die allmächtige Kraft Gottes liegt.

Praktische Mittel gegen Furcht und Sorge

Viele Menschen kommen zu mir, um mit mir über ihre Probleme zu sprechen. Ich fordere sie dann auf, sich ruhig hinzusetzen, zu meditieren und zu beten und dann, wenn sie innerlich still geworden sind, darüber nachzudenken, wie sie das Problem lösen oder aus dem Wege schaffen könnten. Wenn ihr Geist Ruhe in Gott findet, wenn sie fest an Gott glauben, finden sie auch eine Lösung für ihr Problem. Solange man die Probleme einfach ignoriert, wird man sie nicht lösen; und ebensowenig, wenn man sich nur Sorgen darüber macht.

Meditiert, bis ihr innerlich ruhig geworden seid; richtet dann eure ganze Aufmerksamkeit auf das Problem und betet inständig um Gottes Hilfe. Konzentriert euch auf das Problem, dann werdet ihr eine Lösung finden, ohne euch vorher von Sorgen zermürben zu lassen. ...

Vergesst eines nicht: Statt sich unzählige Gedanken zu machen, ist es besser, wenn ihr euch still hinsetzt und über Gott meditiert, bis ihr inneren Frieden fühlt. Sagt dem Herrn: »Ich kann mein Problem allein nicht lösen, auch nicht mit endlosen Überlegungen; aber ich kann es lösen, wenn ich es in Deine Hände lege, wenn ich vor allem um Deine Führung bitte und mir dann die verschiedenen Möglichkeiten für eine Lösung durch den Kopf gehen lasse.«

Gott hilft denen, die sich selbst helfen. Nachdem ihr in der Meditation zu Gott gebetet habt und eure Gedanken sich beruhigt haben und wenn ihr voller Vertrauen seid, werden euch verschiedene Lösungen für eure Probleme einfallen; mit ruhigem Geist seid ihr in der Lage, euch die beste davon auszusuchen. Handelt dann entsprechend, und ihr werdet Erfolg haben. Auf diese Weise lässt sich die Wissenschaft der Religion im täglichen Leben anwenden.

Furcht bewirkt die Entwicklung einer schädlichen magnetischen Kraft, welche die befürchteten Dinge herbeizieht – ähnlich wie ein Magnet Eisen anzieht – und so unser Elend vermehrt. Angst verstärkt unsere körperlichen Schmerzen und mentalen Leiden hundertfach, sodass sie schlimmer erscheinen, als sie in Wirklichkeit sind. Außerdem schadet sie dem Herzen, dem Nervensystem und dem Gehirn. Angst lähmt die geistige Initiative, den Mut, das Urteilsvermögen, den gesunden Menschenverstand, die Willenskraft und die Fähigkeit, Gefahren vorauszuahnen. Sie verwirrt die Vorstellungskraft und das Gefühl und kann auf diese Weise das Unterbewusstsein derart beeinflussen, dass der Mensch im Wachbewusstsein alle willigen Bemühungen aufgibt. Angst verschleiert die Intuition und schwächt die allmächtige Kraft eures natürlichen Vertrauens, das der Intuition der alles erobernden Seele entspringt. ...

Wenn euch die Gefahr einer Verletzung droht, erlaubt euren angsterfüllten Gedanken nicht, den Motor eures Bewusstseins zu drosseln, der alles antreibt. Benützt vielmehr diese Angst als Stimulus für euer Bewusstsein, eine mentale Strategie zu entwickeln, mit deren Hilfe ihr die Ursache eurer Angst augenblicklich beseitigen könnt. Es gibt unzählige solcher Strategien, die Angst zu überwinden; deshalb muss das allvermögende Bewusstsein jede einzelne im Hinblick auf die jeweilige Situation und die individuellen Bedürfnisse einer Person ausarbeiten. Bleibt also nicht müßig, wenn ihr in Gefahr geratet oder euch eine Verletzung droht. Handelt ruhig, handelt schnell, aber *tut irgendetwas* und setzt die ganze Willens- und Urteilskraft ein, die euch zur Verfügung steht. Der Wille ist die bewegende Kraft, die den Mechanismus des Handelns antreibt.

Zieht die Angst mit der Wurzel heraus, indem ihr euch auf den Mut konzentriert

Die Angst vor Misserfolg oder Krankheit wird dadurch genährt, dass man ständig daran denkt, bis sich diese Vorstellungen im Unterbewusstsein und schließlich im Überbewusstsein festsetzen. Dann beginnt die im Über- und Unterbewusstsein verwurzelte Saat der Angst aufzugehen und lässt die Pflanzen der Furcht wachsen, die nicht so leicht zu vernichten sind, wie es der ursprüngliche Gedanke gewesen wäre; und diese Pflanzen bringen schließlich ihre giftigen, todbringenden Früchte hervor.

Wenn es euch nicht gelingt, die quälende Furcht vor Krankheit oder Versagen durch eine bewusste Willensanstrengung auszumerzen, solltet ihr euch ablenken, indem ihr interessante Bücher lest, die eure Aufmerksamkeit in Anspruch nehmen, oder harmlosen Vergnügen nachgehen. Das hält euren Geist davon ab, sich selbst Angst einzujagen. Spornt ihn dann dazu an, die unterschiedlichen mentalen Strategien gleichsam als Spaten einzusetzen, mit dessen Hilfe ihr die tief verwurzelten Ursachen von Versagen und Krankheit aus dem Boden des täglichen Lebens ausgrabt.

Entwurzelt sie von innen her, indem ihr euch intensiv auf ermutigende Gedanken konzentriert und euer Bewusstsein auf den vollkommenen Frieden Gottes im Inneren richtet. Ist es euch schließlich gelungen, die negative Eigenschaft der Angst mit psychologischen Mitteln zu entwurzeln, solltet ihr eure Aufmerksamkeit voller Eifer auf positive Methoden richten, die euch helfen, Wohlstand und Gesundheit zu erwerben.

Wie man seinen Geist von den Störungen der Angst befreit

Oft, wenn ihr einen bestimmten Sender einzustellen versucht, gibt es Störungen im Radio, sodass ihr das Programm nicht richtig empfangen könnt. Ähnlich ist es auch, wenn ihr versucht, im eigenen Herzen eine Wandlung zu bewirken. Dann setzen oft »Störungen« ein, die euren Fortschritt hemmen. Diese Störungen sind eure schlechten Gewohnheiten.

Auszüge aus »Wie man die Störungen der Angst im geistigen Radio beseitigt«, einem Vortrag, der im Tempel der Self-Realization Fellowship in Encinitas, Kalifornien, gehalten wurde. Der vollständige Vortrag wurde in dem Buch *Die ewige Suche des Menschen* veröffentlicht (Paramahansa Yoganandas *Gesammelte Vorträge und Essays, Band I*).

Angst ist eine andere Art der Störung, die das geistige Radio beeinträchtigt. Ebenso wie es gute und schlechte Gewohnheiten gibt, so gibt es auch eine konstruktive und eine destruktive Angst. Denkt eine Ehefrau zum Beispiel: »Meinem Mann wird es nicht recht sein, wenn ich heute Abend ausgehe; darum bleibe ich lieber zu Hause«, so wird sie von einer Angst bewegt, die der liebevollen Fürsorge entspringt und die konstruktiv ist. Diese Art von Angst und sklavische Furcht unterscheiden sich voneinander. Ich spreche von der Angst, die dieser liebevollen Fürsorge entspringt, die einen vorsichtig macht, weil man andere nicht unnötig verletzen will. Sklavische Furcht dagegen lähmt den Willen. Familienangehörige sollten nur Angstgefühle hegen, die von einer herzlichen Besorgnis herrühren, und sich nie davor fürchten, einander die Wahrheit zu sagen. Wenn man aus Liebe zu einem anderen seine Pflicht tut oder seine eigenen Wünsche hintanstellt, ist dies viel besser, als wenn man aus Furcht handelt. Wenn ihr die göttlichen Gesetze nicht übertretet, so sollte das aus Liebe zu Gott und nicht aus Furcht vor Strafe geschehen.

Ein ruhiges Herz kennt keine Angst

Angst entsteht im Herzen. Jedes Mal, wenn ihr große Angst vor Krankheiten oder Unfällen habt, solltet ihr mehrmals tief, langsam und rhythmisch ein- und ausatmen und euch bei jeder Ausatmung entspannen. Das normalisiert den Kreislauf. Wenn euer Herz völlig ruhig geworden ist, fühlt ihr keine Furcht mehr.

Angst kann das Herz bei der Vorstellung von Schmerzen befallen; daher ist Angst von früheren Erfahrungen abhängig. Vielleicht seid ihr einmal hingefallen und habt euch ein Bein gebrochen, sodass ihr Angst habt, das könnte euch wieder passieren. Wenn ihr solch ängstliche Gedanken hegt, lähmen diese euren Willen und eure Nerven, und dann kann es tatsächlich vorkommen, dass ihr wieder hinfallt und euch erneut ein Bein brecht. Wenn euer Herz vor Angst wie gelähmt ist, verliert ihr außerdem an Vitalität, sodass Krankheitserreger viel leichter in euren Körper eindringen können.

Seid vorsichtig, aber nicht ängstlich

Es gibt kaum jemanden, der sich nicht vor Krankheit fürchtet. Die Angst ist dem Menschen als ein Warnsignal gegeben worden, damit ihm Schmerzen erspart bleiben; sie darf aber nicht übertrieben und missbraucht werden. Übermäßige Angst lähmt unsere Bemühungen, mit Schwierigkeiten fertig zu werden.

Weise Vorsicht ist richtig – wenn ihr z. B. die Grundsätze der richtigen Ernährung kennt und euch sagt: »Ich esse diesen Kuchen lieber nicht, weil er mir nicht bekommt.« Doch unnötige Befürchtungen verursachen oft Krankheiten; sie sind die eigentlichen Krankheitskeime. Angst vor Krankheit führt Krankheiten herbei. Der bloße Gedanke an eine Krankheit kann diese anziehen. Wenn ihr ständig Angst vor Erkältungen habt, werdet ihr besonders anfällig dafür, ganz gleich, was ihr auch tut, um sie zu verhüten.

Lasst also euren Willen und eure Nerven nicht durch Angstgefühle lähmen. Wenn eure Befürchtungen ungewollt anhalten, tragen sie dazu bei, genau das, was ihr befürchtet, anzuziehen.

Es ist deshalb nicht gut, mehr als nötig mit solchen Menschen zusammenzukommen, die stets über ihre eigenen Krankheiten und die gesundheitlichen Probleme anderer sprechen. Wenn ihr euch dauernd so etwas anhört, sät ihr allzu leicht Gedanken der Furcht in euren eigenen Geist. Wer Angst vor Tuberkulose, Krebs, Herzbeschwerden und dergleichen hat, sollte solche Befürchtungen abschütteln, damit er diese Krankheiten nicht anzieht.

Wer bereits krank und schwächlich ist, braucht eine möglichst angenehme Umgebung, wo er mit starken und positiven Menschen zusammenkommt, die ihn durch ihre positiven Gedanken und Gefühle ermutigen. Gedanken haben große Kraft. Menschen, die im Krankenhaus arbeiten, werden dank ihrer zuversichtlichen Einstellung nur selten krank. Sie besitzen große Energie und machen sich durch ihre kraftvollen Gedanken immun.

Wenn ihr älter werdet, ist es also besser, anderen euer Alter nicht zu verraten. Sonst sehen sie nur den älteren Menschen in euch, dessen Gesundheit und Lebenskraft dahinschwindet. Der Gedanke an das herannahende Alter verursacht Sorgen und hat einen schwächenden Einfluss auf euch. Behaltet darum euer Alter für euch. Sagt zu Gott: »Ich bin unsterblich. Du hast mich mit guter Gesundheit gesegnet, und dafür danke ich Dir.«

Seid also vorsichtig, aber nicht ängstlich. Weise Vorsicht besteht darin, ab und zu eine Entschlackungskur zu machen, damit Krankheitskeime, die sich eventuell im Körper angesammelt haben, ausgeschieden werden. Tut euer Bestes, alle Krankheitsursachen zu vermeiden, und seid dann völlig furchtlos. Bakterien gibt es überall in solchen Mengen, dass ihr eures Lebens nicht mehr froh würdet, wenn ihr euch ihretwegen Sorgen machtet. Selbst bei allen hygienischen Vorsichtsmaßnahmen würde euch die Lust am Essen vergehen, wenn ihr euer Haus unter einem Mikroskop anschauen könntet!

Techniken zum Ausschalten von Angst

Ganz gleich, worin eure Befürchtungen bestehen, denkt nicht weiter daran, sondern übergebt sie Gott. Habt Vertrauen in Ihn. Viel Leid wird allein durch Sorgen verursacht. Warum sich jetzt schon sorgen, ehe man überhaupt krank geworden ist? Da die meisten unserer Leiden durch Angst entstehen, könnt ihr euch sofort frei davon machen, wenn ihr jegliche Furcht beseitigt. Dann kann die Heilung sogar augenblicklich eintreten.

Sagt euch jede Nacht, ehe ihr einschlaft: »Der Himmlische Vater ist bei mir, ich bin beschützt.« Stellt euch in Gedanken vor, dass der GEIST und Seine kosmische Energie euch ganz einhüllen, und sagt euch: »Jede Bakterie, die mich angreift, wird elektrisch getötet!« Singt dann dreimal »OM«[3] oder das Wort »Gott«. Das wird euch beschützen, sodass ihr euch wunderbar geborgen fühlt. Seid ganz ohne Angst. Das ist die einzige

[3] In den heiligen Schriften Indiens ist OM (Aum) der Urlaut – das universale, symbolische Wort für Gott. Das OM der Veden wurde zum heiligen Wort *Hum* der Tibeter, zum *Amin* der Muslime und zum *Amen* der Ägypter, Griechen, Römer, Juden und Christen. *Amen* bedeutet auf Hebräisch »sicher, treu«. Das OM ist der alldurchdringende Laut, der vom Heiligen Geist ausgeht (der Unsichtbaren Kosmischen Schwingung – Gott in Seiner Eigenschaft als Schöpfer). Es ist das »Wort« in der Bibel; die Stimme der Schöpfung, die bezeugt, dass Gott in jedem Atom gegenwärtig ist. In den *Lehrbriefen der Self-Realization Fellowship* erläutert Paramahansa Yogananda Meditationstechniken, die dem Übenden helfen, Gott als OM oder Heiligen Geist zu erleben. Diese selige Verbindung mit der unsichtbaren göttlichen Kraft (»dem Tröster, dem Heiligen Geist« – vgl. *Johannes* 14, 26) ist die echte wissenschaftliche Grundlage für das Gebet.

Methode, gesund zu bleiben. Wenn ihr euch mit Gott in Verbindung setzt, wird Seine Wahrheit euch durchdringen. Und dann werdet ihr wissen, dass ihr die unsterbliche Seele seid.

Immer wenn ihr euch vor etwas fürchtet, legt die Hand aufs Herz – und zwar auf die bloße Haut –, reibt von links nach rechts und sagt: »Vater, ich bin frei. Schalte diese Angststörung in meinem Herz-Radio aus!« Ebenso wie ihr Störungen in einem gewöhnlichen Radio beheben könnt, so könnt ihr auch Angst aus eurem Herzen verbannen, indem ihr wiederholt mit der Hand von links nach rechts über das Herz streicht und euch dabei auf diese Vorstellung konzentriert. Dann wird alle Angst schwinden, und ihr werdet Gottes Freude fühlen.

Alle Angst schwindet, wenn man mit Gott in Verbindung ist

Ihr fühlt euch ständig von irgendwelchen Ängsten verfolgt. Sie werden euch nur durch wahre Gottverbundenheit genommen, durch nichts anderes. Warum also warten? Durch Yoga könnt ihr diese Gottverbundenheit erlangen. ...

Als ich diesen Weg begann, war mein Leben völlig verworren; doch indem ich mich immer weiter bemühte, ordnete sich alles in wunderbarer Weise. Alles, was geschah, bewies mir, dass es einen Gott *gibt* und dass man Ihn in diesem Leben erkennen kann. Wie sicher und furchtlos ihr sein werdet, wenn ihr Gott gefunden habt! Dann wird alles andere unwichtig, und nichts wird euch jemals mehr ängstigen können. Deshalb ermutigte Krishna seinen Jünger Arjuna, sich furchtlos in die Schlacht des Lebens zu wagen und den geistigen Sieg zu erringen: »Verhalte dich nicht so unmännlich; das schickt sich nicht für dich. O du Schrecken der Feinde, wirf diese Mutlosigkeit ab und erhebe dich!«[4]

[4] Bhagavad-Gita II, 3.

Angstfrei denken und gesund bleiben

Nacherzählung einer alten Fabel

Als ein Heiliger einmal spät nachts meditierte, sah er, wie der Geist der gefürchteten Pockenkrankheit das Dorf betrat, in dem er lebte. »Halt ein, du Geist!« rief der Heilige. »Heb dich von dannen. Du darfst keinen Ort belästigen, in dem ich Gott anbete.«

»Ich nehme nur drei Menschen mit«, erwiderte der Geist, »und das tue ich im Einvernehmen mit der mir auferlegten karmischen Pflicht.« Da gab der Heilige schweren Herzens seine Zustimmung.

Am nächsten Tag starben drei Leute an den Pocken. Doch am darauf folgenden Tag starben weitere Menschen, und jeden Tag danach wurden noch mehr Dorfbewohner von der gefürchteten Krankheit hinweggerafft. Der Heilige hielt sich nun für schändlich betrogen; er meditierte tief und rief den Geist herbei. Als dieser erschien, schalt ihn der Heilige.

»O Geist, du hast mich betrogen und nicht die Wahrheit gesagt, als du mir versichert hast, dass du nur drei Menschen an Pocken sterben lassen würdest.«

Doch der Geist erwiderte: »Im Namen des Großen GEISTES, ich habe dir die Wahrheit gesagt.«

Aber der Heilige gab nicht nach: »Du versprachst, nur drei Personen mitzunehmen, und nun sind Dutzende von Menschen der Krankheit erlegen.«

»Ich selbst habe nur drei mitgenommen«, erwiderte der Geist. »Die anderen haben sich durch ihre eigene Angst getötet.«

Ihr müsst euch von dem Bewusstsein, krank zu sein, befreien, das heißt, jeden Gedanken an

Krankheit verbannen. Ihr seid unverletzbarer GEIST; doch jetzt regiert der Körper euren Geist. Der Geist muss über den Körper herrschen. ...

Wovor fürchtet ihr euch? Ihr seid unsterbliche Wesen. Ihr denkt vielleicht, dass ihr Männer oder Frauen seid – doch in Wirklichkeit seid ihr in alle Ewigkeit von Freude erfüllte Seelen.

Hilf mir, über die Furcht zu siegen

(Ein Gebet)

Lehre mich, alle Furcht zu überwinden und ihre Zwecklosigkeit zu erkennen. Als Dein Kind besitze ich unbegrenzte Fähigkeiten und kann jede Prüfung im Leben erfolgreich bestehen; keine bösen Vorahnungen sollen mich narkotisieren.

Befreie mich von lähmenden Angstgefühlen. Lass mich nie an Unglück und Unfälle denken, damit ich diese nicht durch die Kraft meiner Gedanken anziehe.

Ich will mein größtes Vertrauen auf Dich setzen – und nicht nur auf menschliche Vorsorge. Ich bleibe auch im Kugelregen und in verseuchten Gebieten geschützt, wenn ich weiß, dass Du nahe bist.

Lass mich nie im Gedanken an den Tod erzittern. Ich will immer daran denken, dass mich der Todesbote nur einmal abberuft und dass ich, wenn meine Zeit gekommen ist, entweder nichts davon weiß oder mir nichts daraus mache.

Lass mich fühlen, o Ewiger GEIST, *dass Deine schützende Gegenwart mich immer umgibt – ob ich wache oder schlafe, munter bin oder träume, lebe oder sterbe.*

Aus *Flüstern aus der Ewigkeit*

Wie man sein Bewusstsein von Sorgen befreit

Sorgen führen zu einem Bewusstseinszustand, der sich auf Körper und Geist auswirkt und dem Menschen ein Gefühl der Hilflosigkeit einflößt, sodass er nicht weiß, wie er mit seinen Befürchtungen fertig werden soll. Vielleicht macht ihr euch große Sorgen wegen eures Kindes oder eurer Gesundheit oder einer fälligen Hypothek. Da ihr nicht sofort eine Lösung findet, fangt ihr an, über eure Lage nachzugrübeln. Und was kommt dabei heraus?

Auszüge aus einem Vortrag, der im Tempel der Self-Realization Fellowship in Encinitas, Kalifornien, gehalten wurde. Der vollständige Vortrag wurde in dem Buch *Im Zauber des Göttlichen* veröffentlicht (Paramahansa Yoganandas *Gesammelte Vorträge und Essays, Band II*).

Kopfschmerzen, Nervosität, Herzbeschwerden. Ihr wisst nicht, wie ihr eurer Gefühle oder der schwierigen Umstände Herr werden sollt, weil ihr weder euch selbst noch eure Probleme gründlich genug untersucht. Anstatt eure Zeit damit zu vergeuden, euch Sorgen zu machen, denkt lieber positiv und versucht, die Ursache des Problems zu beseitigen. Wenn ihr eure Sorgen loswerden wollt, denkt in Ruhe über eure Schwierigkeiten nach und schreibt auf, was die Vor- und Nachteile sind; dann entscheidet euch für den nächsten Schritt, den ihr tun müsst, um euer Ziel zu erreichen.

Bewältigt finanzielle Krisen furchtlos und kreativ

Wenn ihr kein Geld habt, fühlt ihr euch hilflos; alles um euch herum scheint rückwärts zu gehen. Doch wenn ihr euch Sorgen macht, wird euch keine Lösung einfallen. Rafft euch auf und fasst den Entschluss: »Ich will die ganze Welt aufrütteln, um das zu bekommen, was mir zusteht. Ich werde nicht eher Ruhe geben, als bis die Welt mir das gibt, was ich brauche.« Jeder Mensch, der irgendeine Arbeit leistet, selbst wenn es nur das Jäten von Unkraut ist, hat etwas für die Welt getan. Warum sollte nicht jeder den ihm zustehenden Anteil an den Gütern der Erde erhalten? Niemand brauchte zu verhungern oder übergangen zu werden.

Das Geld wird seinen jetzigen Stellenwert verlieren; denkt an meine Worte. Geld führt zu Machtgier, und allzu oft stumpft es den Besitzer gegen die Leiden anderer ab. Der Erwerb von Reichtum ist gerechtfertigt, wenn die wohlhabende Person das Verlangen hat, Notleidenden zu helfen. In den Händen selbstloser Menschen ist das Geld ein Segen, doch in den Händen von Egoisten wird es zum Fluch. Ich kannte einen Mann in Philadelphia, der ein Vermögen von 10 Millionen Dollar besaß, doch nie war er damit glücklich; es brachte ihm nur Elend. Und es fiel ihm nicht im Traum ein, einem anderen auch nur eine Tasse Kaffee für 10 Cent zu spendieren. Das Gold wurde uns gegeben, damit wir Gebrauch davon machen; doch es gehört niemand anderem als dem Göttlichen GEIST. Jedes Kind Gottes hat ein Recht darauf, Gottes Gold zu nutzen. Gebt euch nie geschlagen, und verzichtet nicht auf euer Recht.

Gott hat euch als Seine Kinder erschaffen. Ihr aber habt euch selbst zu Bettlern gemacht. Wenn ihr davon überzeugt seid, dass ihr hilflose Sterbliche seid, und wenn ihr euch von allen anderen einreden lasst, dass ihr keine Arbeit finden könnt, habt ihr euch selbst zu einem hoffnungslosen Fall erklärt. Weder ein Gottesurteil noch das Schicksal hindern euch daran, Armut oder Sorgen zu überwinden – nur ihr selbst entscheidet darüber. Erfolg oder Misserfolg ist das Ergebnis eures eigenen Denkens.

Wenn ihr die euch von Gott verliehene, alles bezwingende Willenskraft einsetzt und euch zu der Überzeugung durchringt, dass ihr nie und nimmer in euren Schwierigkeiten stecken bleiben könnt, auch wenn das die Meinung aller anderen Menschen ist, werdet ihr eine verborgene göttliche Kraft in euch einströmen fühlen; und ihr werdet feststellen, dass der Magnetismus dieser Überzeugungskraft euch neue Wege öffnet.

Klagt nicht über eure augenblickliche Lage und sorgt euch nicht deswegen. Wenn ihr alle Sorgen abwerft und die nötigen Anstrengungen macht, werdet ihr innerlich ruhig bleiben und mit Sicherheit einen Weg finden, der euch ans Ziel führt.

Vergesst nicht, dass ihr jedes Mal, wenn ihr euch Sorgen macht, im geistigen Sinne auf ein Bremspedal tretet; und indem ihr dann gegen diesen Widerstand ankämpft, setzt ihr euer Herz und euer Denken unter Druck. Ihr würdet nie versuchen, in eurem Auto mit angezogener Bremse loszufahren, weil ihr wisst, dass dies das Bremssystem schwer beschädigen würde. Sorgen sind die Bremsen an den Rädern eurer Bemühungen; sie bringen euch zum Stillstand. Nichts ist unmöglich, solange ihr es nicht für unmöglich haltet. Sorgen können euch aber davon überzeugen, dass das, was ihr tun wollt, nicht durchführbar ist.

Wenn man sich Sorgen macht, vergeudet man Zeit und Energie. Gebraucht eure geistigen Kräfte lieber dazu, etwas Positives zu unternehmen. Es ist sogar besser, ein gewinnsüchtiger Materialist zu sein und etwas zu erreichen, als träge dahinzuleben. Der träge Mensch ist sowohl von den Menschen als auch von Gott verlassen. Unternehmungslustige Menschen haben schon große Vermögen erworben. Macht jedoch nicht das Geld zum Kriterium eures Erfolgs. Oft ist es gar nicht das Geld, das einem Befriedigung verschafft, sondern die schöpferische Fähigkeit, die man einsetzen muss, um zu Geld zu gelangen.

Ein reines Gewissen – der Schlüssel zu einem Leben ohne Angst

Es hat keinen Zweck, wenn ihr versucht, vor euren Sorgen davonzulaufen, denn sie folgen euch überallhin. Ihr müsst lernen, euren Problemen furchtlos und mit reinem Gewissen gegenüberzutreten, so wie ich es getan habe. Jetzt brauche ich nicht mehr für meine Seele oder meinen Körper zu beten, denn ich habe ewige Sicherheit in Gott gefunden. Das genügt mir. Beten wäre in meinem Fall dasselbe wie zweifeln. Mein Gewissen ist rein, denn ich habe niemandem Unrecht getan. Ich weiß, dass ich die Wahrheit spreche. Wer sich selbst sagen kann: »Ich habe keinem Menschen Unrecht getan«, ist der glücklichste Mensch auf Erden. ...

Seid allen ein wahrer Freund. Auch wenn einige eure Liebe und euer Vertrauen enttäuschen, grämt euch deswegen nicht. Bleibt euch immer selbst treu; ihr seid das, was ihr seid. Das ist die einzige aufrichtige Lebensweise. Wenn auch nicht jeder euer Freund sein will, solltet ihr euch allen gegenüber freundschaftlich verhalten, ohne etwas von ihnen zu erwarten. Ich bringe allen Menschen Liebe und Verständnis entgegen; aber ich erwarte von anderen nie, dass sie meine Freunde werden und mich verstehen. Kraft dieses Grundsatzes bin ich mit mir selbst und der Welt im Reinen und habe keinen Grund, mir Sorgen zu machen.

Echte Freundschaften sind euer wertvollster Besitz, der euch auch über den Tod hinaus erhalten bleibt. All eure wahren Freunde werdet ihr im Haus des Vaters wiederfinden, denn wahre Liebe geht nie verloren. Ebenfalls geht der Hass nie verloren. Alles, was ihr hasst, werdet ihr immer wieder anziehen, bis ihr diese intensive Abneigung überwunden habt. ...

Ihr dürft nicht einmal eure Feinde hassen. Niemand ist von Grund aus schlecht. Wenn ihr jemand auf einem Klavier spielen hört, das eine beschädigte Taste hat, neigt ihr dazu, das ganze Klavier als defekt zu bezeichnen. Aber der Fehler liegt nur an der einen Taste. Repariert sie, und ihr werdet sehen, dass das Klavier ganz in Ordnung ist. Gott lebt in allen Seinen Kindern. Jemanden zu hassen bedeutet, Gott in euch selbst und in anderen zu leugnen. Diese Erde ist Gottes Laboratorium. Wir verbrennen uns selbst im Feuer irdischer Erfahrungen, damit unsere göttliche Unsterblichkeit, die unter den Schlacken unseres Bewusstseins begraben liegt, wieder zum Vorschein kommt. Liebt alle, behaltet eure Meinung für euch und macht euch keine Sorgen.

Legt all eure Probleme in Gottes Hand. Wenn ihr euch Sorgen macht, schaufelt ihr euch euer eigenes Grab. Ihr wollt euch doch nicht von euren Ängsten lebendig begraben lassen! Warum sich jeden Tag mit Sorgen quälen und daran zugrunde gehen? Ganz gleich, was ihr durchmachen müsst – Armut, Kummer, Krankheit –, denkt immer daran, dass es irgendwo auf der Welt jemanden gibt, der hundertmal schlimmer dran ist als ihr. Haltet euch nicht für todunglücklich, denn dadurch bringt ihr euch selbst zu Fall und sperrt das allmächtige Licht Gottes aus, das ständig bemüht ist, euch zu helfen. ...

Titiksha: die Kunst, Gegensätze gleichmütig zu ertragen

Sobald ihr euch geistig vom Körper löst und im Frieden und in der Freude Gottes verankert seid, können keine Sinneswahrnehmungen oder geistige Qualen euch mehr etwas anhaben.

Gleichmut im Ertragen wird im Sanskrit als *Titiksha* bezeichnet. Ich habe mich in diesem Gleichmut geübt. Ich habe die ganze Nacht bei bitterkaltem Wetter in eiskaltem Wasser gesessen und meditiert. Und ebenso habe ich in Indien von morgens bis abends auf dem glühend heißen Sand gesessen. Das hat mir große geistige Kraft gegeben. Wenn ihr eine derartige

Selbstbeherrschung erlangt habt, können störende Einflüsse euren Geist nicht mehr berühren. Doch sobald ihr denkt, dass ihr irgendetwas unmöglich tun könnt, ist euer Geist versklavt. Befreit euch davon.

Damit meine ich nicht, dass ihr unvernünftig sein sollt. Versucht, euch allmählich über störende Einflüsse zu erheben. Ihr müsst Durchhaltevermögen entwickeln. Was eure Probleme auch sein mögen, bemüht euch ernsthaft darum, sie zu lösen, ohne euch deswegen Sorgen zu machen; und solange sie noch nicht gelöst sind, übt euch in *Titiksha.* Ist das nicht praktische Weisheit? Wenn ihr jung und kräftig seid, könnt ihr euren Willen und Geist allmählich stärken und immer härtere Methoden der Selbstbeherrschung anwenden, so wie ich es tat.

Wenn ihr meint, dass ihr bei Einbruch des kalten Winterwetters bestimmt eine Erkältung bekommt, entwickelt ihr keine geistige Kraft. Dann habt ihr bereits einer gewissen Schwäche

Raum gegeben. Falls ihr anfällig für Erkältungen seid, leistet innerlich Widerstand und sagt: »Verschwinde! Ich wende vernünftige Vorsichtsmaßnahmen an, aber ich mache mir keine Sorgen und ziehe die Krankheit nicht durch meine geistige Schwäche an.« Das ist die richtige geistige Einstellung. Tut jederzeit von ganzem Herzen euer Bestes, aber seid nicht ängstlich. Sorgen lähmen eure Bemühungen nur. Wenn ihr euer Bestes tut, wird Gott Seine Hand ausstrecken und euch helfen. ...

Sagt euch immer, dass der Geist keinen Schmerz empfinden kann, solange er nicht die Vorstellung von Schmerz akzeptiert. Der Geist kann nicht unter Armut oder etwas anderem leiden, wenn er die Lage nicht als unangenehm empfindet. Jesus wurde schwer misshandelt – sein Leben war voller Probleme, Hindernisse und Ungewissheit –, und dennoch machte er sich keine Sorgen. Vergesst nicht, dass auch ihr Kinder Gottes seid. Selbst wenn alle Menschen euch verlassen, kann Gott euch niemals im Stich lassen, denn Er liebt euch. Ihr solltet euch nie Sorgen machen, denn Gott hat euch als Sein unbesiegbares Ebenbild erschaffen. ...

Erkennt, dass der unendliche Himmlische Vater allezeit gegenwärtig ist. Sagt Ihm: »Im Leben und im Tod, in Gesundheit und Krankheit will ich mir keine Sorgen machen, o Herr, denn ich bin ewiglich Dein Kind.«

Vom Löwen, der zu einem Schaf wurde

Nacherzählung einer alten Geschichte aus Indien

Es war einmal eine riesengroße Löwin, die ein Junges im Leibe trug und unter großem Hunger litt. Da das Löwenkind in ihr von Tag zu Tag schwerer wurde, konnte sie sich auf der Suche nach Beute nur noch mühsam fortbewegen. Selbst wenn es ihr gelang, sich nahe an eine Beute heranzuschleichen, konnte sie diese nicht schnell genug anspringen, sodass jeder Versuch, sie zu ergreifen, misslang.

Brüllend vor Schmerz, von Hunger geschwächt und schwer an dem Jungen tragend, durchstreifte die arme Löwin den Wald, bis sie schließlich im Schatten einer Baumgruppe einschlief, die an eine Schafweide grenzte. Im Halbschlaf träumte sie von einer weidenden Schafherde; und als sie gerade versuchte, sich auf eines der Traumschafe zu stürzen, schreckte sie aus ihrem Schlaf empor und erblickte tatsächlich ganz in ihrer Nähe eine große Herde weidender Schafe.

Außer sich vor Freude und ganz vergessend, dass sie ein Junges im Leibe trug, stürzte sich die von wahnsinnigem Hunger getriebene Löwin auf die Herde, packte ein junges Lamm und verschwand mit ihm in der Tiefe des Dschungels. Sie wusste nicht, dass sie bei ihrem wilden Sprung auf das Lamm und durch die große körperliche Anstrengung einem jungen Löwenkind das Leben geschenkt hatte.

Die Schafe waren bei diesem Angriff vor Schreck wie gelähmt. Doch als die Löwin verschwunden war und die Panik sich gelegt hatte, erwachten sie aus ihrem Schock und bemerkten den Verlust des Lammes. Und während sie noch klagend blökten, entdeckten sie zu ihrer großen Verwunderung das hilflos jammernde Löwenkind in ihrer Mitte. Eines der Mutterschafe erbarmte sich des Jungen und nahm es als ihr eigenes an.

Mehrere Jahre waren vergangen. Das verwaiste Löwenkind war zu einer ausgewachsenen Bestie mit stattlicher Mähne und langem Schwanz geworden, wanderte mit der Herde mit und verhielt sich genauso wie die anderen Schafe. Es blökte, anstatt zu brüllen, und fraß Gras anstatt Fleisch. Dieser strikt vegetarische Löwe hatte sich – was Schwäche und Sanftmut anbelangt – zu einem vollendeten Schaf entwickelt.

Dann geschah eines Tages Folgendes: Ein anderer Löwe spazierte aus dem Walde heraus über die grüne Weide, wo er zu seinem Entzücken die Schafherde entdeckte. Freudig, und vom Hunger angetrieben, begann er die fliehende Herde zu verfolgen, als er plötzlich zu seiner größten Bestürzung den stämmigen Schaf-Löwen erblickte, der mit hoch erhobenem Schwanz und in größter Eile der Schafherde voranlief und ebenfalls floh.

Einen Augenblick lang hielt der Löwe in seiner Verfolgung inne, wedelte überrascht mit dem Schwanz und dachte: »Ich kann zwar verstehen, dass die Schafe vor mir die Flucht ergreifen, aber es ist mir unbegreiflich, warum ein starker Löwe ebenfalls davonrennen sollte. Dieser fliehende Löwe erweckt meine Neugier.« Und so setzte er entschlossen hinter dem flüchtenden Tier her und sprang es an. Der Schaf-Löwe verlor vor Angst die Besinnung, was den großen Löwen noch mehr verwirrte. Mit einem kräftigen Stoß erweckte er den Schaf-Löwen aus seiner Ohnmacht und rief ihm mit heiserer Stimme zu: »Wach auf! Was ist los mit dir? Warum läufst du, ein Löwenbruder, vor mir davon?«

Der Schaf-Löwe aber kniff die Augen zu und blökte in Schafssprache: »Bitte, lass mich gehen! Töte mich nicht. Ich bin bloß ein Schaf aus der Herde dort drüben, die geflohen ist und mich zurückgelassen hat!«

»Aha«, sagte der große Löwe da, »jetzt weiß ich, warum du blökst.« Dann dachte er scharf nach, packte den Schaf-Löwen mit seinem mächtigen Kiefer bei der Mähne und schleifte ihn zu einem See am Rand der Weide. Als sie das Ufer erreicht hatten, hielt er den Kopf der getäuschten Bestie über das Wasser, sodass dieser sich darin widerspiegelte, und begann den Schaf-Löwen, der die Augen noch immer fest zukniff, heftig zu schütteln. »Was ist los mit dir?« rief der große Löwe. »Mach deine Augen auf und sieh, dass du kein Schaf bist.«

»Mäh, mäh, mäh! Bitte töte mich nicht! Lass mich gehen! Ich bin kein Löwe, sondern nur ein armes, schwaches Schaf«, wimmerte das dumme Tier. Nun wurde der große Löwe ärgerlich und versetzte seinem Gefangenen einen furchtbaren Stoß. Voller Schreck riss der Schaf-

Löwe endlich die Augen auf und war erstaunt, im Wasser nicht – wie erwartet – einen Schafskopf, sondern einen Löwenkopf widergespiegelt zu sehen, genau so einen, wie ihn der andere hatte, der ihn mit seiner Tatze schüttelte. Da sagte die große Bestie in Löwensprache: »Sieh dir unsere beiden Gesichter im Wasser an, sie sind sich völlig gleich. Und meine Stimme brüllt und blökt nicht. Du musst auch brüllen, anstatt zu blöken!«

Endlich überzeugt, versuchte der Schaf-Löwe zu brüllen, konnte aber anfangs nur ein zaghaftes, von Blöken unterbrochenes Brüllen hervorbringen. Doch unter den Tatzenhieben und Ermahnungen seines neuen Freundes gelang es ihm schließlich, standesgemäß zu brüllen. Dann sprangen die beiden Löwen durch die Felder davon. ...

Diese Geschichte beschreibt vortrefflich, wie die meisten von uns, die wir doch als Ebenbilder des allmächtigen Göttlichen Löwen des

Universums erschaffen wurden, sich nur darauf besinnen, unter sterblichen, schwachen Schafen geboren und aufgewachsen zu sein. Und so blöken wir ängstlich, wenn sich die Raubtiere der Krankheit und Not, des Kummers und Todes nahen, anstatt im Bewusstsein unserer Unsterblichkeit und Macht zu brüllen und uns die sterbliche Täuschung und Unwissenheit zur Beute zu machen.

Unbesiegbarer Löwe des Selbst

Als ein Junges des Göttlichen Löwen ward ich geboren; dennoch fand ich mich in einem Schafpferch von Gebrechlichkeiten und Begrenzungen eingeschlossen. Das lange Leben unter den Schafen hatte mich ängstlich gemacht, sodass ich täglich blökte und mein furchterregendes Brüllen, das die Kummer-Feinde vertreibt, völlig verlernte.

O unbesiegbarer Löwe des SELBST*! Du zogst mich zum Teich der Meditation und sprachst: »Schau hier hinein! Du bist ein Löwe – kein Schaf! Öffne deine Augen und brülle!«*

Nachdem du mich heftig gedrängt und geschüttelt hattest, blickte ich in den kristallenen Teich des Friedens. Und da sah ich mein Antlitz widergespiegelt, das in allem dem Deinen glich.

Nun weiß ich, dass ich ein Löwe kosmischer Kraft bin, und blöke nicht mehr. Nun erbebt der Wald des Irrtums vom Widerhall Deiner allmächtigen Stimme. In göttlicher Freiheit springe ich im Dschungel irdischer Täuschung umher und verschlinge die kleinen Tiere quälender Ängste und Sorgen und die wilden Hyänen des Zweifels.

O Löwe der Freiheit! Lass Dein majestätisches, mutiges Brüllen ewig durch mich erschallen!

Aus *Flüstern aus der Ewigkeit*

Wie ihr unerschütterliche Furchtlosigkeit erlangt:

Meditation weckt das Bewusstsein eurer Unsterblichkeit

Habt ihr manchmal das Gefühl, dass die Umstände euch gänzlich aus dem Gleichgewicht gebracht haben – dass ihr völlig durcheinander, zerknirscht, niedergeschlagen und kraftlos seid? Weist solche Gedanken sofort von euch! Ihr besitzt genügend Kraft – aber ihr gebraucht sie nicht. Ihr habt alle Kraft, die ihr benötigt. Es gibt nichts Größeres als die Kraft des Geistes.

Wie wichtig ist es doch, genau zu prüfen, warum ihr euch in einer bestimmten Weise verhaltet. Manche Menschen sind so ängstlich, dass der Zustand bereits chronisch geworden ist. Jeden Tag hegen und pflegen sie ihre Ängste und erschweren sich ihr Dasein durch Furcht und Sorgen. Wo bleibt da die Logik? Eines Tages müssen wir alle sterben – und das geschieht nur einmal; und wenn es vorbei ist, haben wir es hinter uns. Warum sich also davor fürchten? Warum täglich vor Angst den Tod erleiden? Wenn ihr lernt, klar zu denken, werdet ihr entdecken, dass so viele eurer altvertrauten Einstellungen und Handlungen nicht nur töricht, sondern auch völlig überflüssig sind und euch nur unglücklich machen.

Es stimmt, dass das menschliche Ego sich nur einmal als eine bestimmte Persönlichkeit und in einer bestimmten Gestalt verkörpert. Doch obgleich das Ego die Individualität aller Inkarnationen nach und nach wieder aufgibt, bewahrt es dennoch in den Kammern des Unterbewusstseins die Freuden und Schrecken der Erlebnisse aller früheren Leben. Jeder Mensch hegt innerlich viele heimliche Befürchtungen, die in den schlimmen Erfahrungen längst vergessener Leben wurzeln.

Wer während seiner Erdenleben leidenschaftlich auf die unzähligen Traumfilme des Lebens reagiert, wird sich immer wieder aufregende Traumfilme vom Tod und von künftigen Inkarnationen ansehen müssen. ... Durch tiefe *Samadhi*-Meditation werden die quälenden Trugbilder unerklärlicher Ängste, die den Menschen verfolgen, vertrieben.

Erhebt euren Geist über die kleinen Gewohnheiten, die euch so weltlich machen. Tragt jenes ewige Lächeln auf den Lippen – das göttliche Lächeln. Ein Lächeln, das von Gleichmut und Kühnheit zeugt, das Millionen-Dollar-

Lächeln, welches euch keiner mehr rauben kann. ... Lebt jeden Augenblick in dem Bewusstsein, dass ihr mit dem Unendlichen verbunden seid.

Die Erkenntnis, dass alle Kraft des Denkens, Sprechens, Fühlens und Handelns von Gott kommt und dass Er immer bei uns ist, dass Er uns inspiriert und leitet, kann uns augenblicklich von aller Nervosität befreien. Dann flammt oft göttliche Freude in uns auf; und zuweilen wird uns eine größere Erleuchtung zuteil, sodass wir uns so etwas wie Furcht gar nicht mehr vorstellen können. Wie ein gewaltiges Meer ergießt sich Gottes machtvolle, reinigende Flut in unser Herz und schwemmt alle Hindernisse – irreführende Zweifel, Nervosität und Furcht – hinweg. Die Täuschung der Materie – das Bewusstsein, nichts als ein sterblicher Körper zu sein – verliert sich, wenn man mit der seligen Abgeklärtheit des GEISTES in Berührung kommt, und das lässt sich durch tägliche Meditation erreichen. Dann wisst ihr, dass der Körper eine kleine Energiewelle in Seinem Kosmischen Meer ist.

Gott hat uns zu energiegeladenen Engeln gemacht, denen Er eine feste Form verlieh, ausgestattet mit Lebensströmen, welche durch die Glühbirne des Körpers leuchten. Doch wir haben uns auf die Schwäche und Zerbrechlichkeit der körperlichen Glühbirne konzentriert und dabei vergessen, uns der unsterblichen, unzerstörbaren ewigen Lebensenergie im vergänglichen Fleisch bewusst zu werden.

Ihr träumt nur, dass ihr einen Körper aus Fleisch und Blut habt. Euer wahres Selbst ist Licht und Bewusstsein. Ihr seid nicht der physische Körper. Die Sichtbarkeit des Körpers täuscht unser materielles Bewusstsein. Wenn ihr das Überbewusstsein entwickelt – das heißt, wenn ihr euch eures wahren Selbst, der Seele, bewusst werdet –, erkennt ihr auch, dass der Körper nur eine Projektion des unsichtbaren inneren Selbst ist. Dann könnt ihr mit dem Körper tun, was ihr wollt. Versucht aber nicht gleich, auf dem Wasser zu wandeln!

Wir müssen uns gewissenhaft um einen Wandel in unserem Bewusstsein bemühen, indem wir von der Überzeugung ablassen, ein sterblicher, vergänglicher Körper zu sein, und erkennen, dass »festes« Fleisch aus unsterblicher, unvergänglicher Energie besteht, die zu einer menschlichen Form »gefroren« wurde. Und diese Form wird am Leben erhalten von der intelligenten Kosmischen Energie Gottes, die in uns ist und uns umgibt.

Reine Energie kann nicht durch Autounfälle, Rheumatismus, Blinddarmentzündung, Krebs oder Tuberkulose verletzt werden – kein Schwert kann sie erstechen, kein Gewehr sie erschießen, kein Feuer sie verbrennen. Wir brauchen eine praktische Religion, die uns lehrt, uns selbst als Seele wahrzunehmen, die in einem Körper aus strahlender, unerschöpflicher Energie eingeschlossen ist.

Richtet eure ganze Aufmerksamkeit nach innen – weg vom begrenzten sichtbaren Menschen. Der Körper hat Rückenschmerzen und Bauchschmerzen; er wird alt und verfällt; er ist wie ein lästiges kleines Tier, das ständig wegen irgendwelcher Dinge jammert und winselt. Der sichtbare Mensch kann keinen schweren Sturz ertragen und zuckt oft schon bei einem Nadelstich zusammen; der unsichtbare Mensch aber ist unverletzbar. Er ist frei von allen Beschwerden des physischen Körpers. Der unsichtbare

Mensch in euch ist das, was ihr wirklich seid. »Wisse, dass der Eine, der alles erschaffen hat und alles durchdringt, unvergänglich ist. Niemand besitzt die Macht, diesen Wandellosen GEIST zu vernichten.«[5]

Ihr denkt, dass ihr der Körper seid; doch das stimmt nicht! Man kann ein Stück Eis auftauen, sodass es flüssig wird, und kann es schließlich verdampfen. Man kann den Vorgang auch umkehren, indem man den Dampf verflüssigt und dann die Flüssigkeit zu Eis gefrieren lässt. Der Durchschnittsmensch hat noch nicht gelernt, ähnliche Verwandlungen mit den Atomen seines Körpers zustande zu bringen; doch Christus hat uns gezeigt, dass dies möglich ist. ...

Wir nähern uns jener Entwicklungsphase, in der wir immer mehr erkennen werden, dass wir in Wirklichkeit unsichtbare Wesen, das heißt See-

[5] Bhagavad-Gita II, 17.

len, sind. Wer nur im Bewusstsein dieses sichtbaren fleischlichen Körpers lebt, verzögert seinen geistigen Fortschritt; denn der Körper leidet unter Krankheit, Verletzungen, Armut, Hunger und Tod. Es ist wenig empfehlenswert, sich mit diesem sichtbaren, anfälligen und sterblichen Körper zu identifizieren. Der unsichtbare Mensch in uns kann weder verletzt noch getötet werden. Sollten wir nicht vielmehr danach trachten, unser unbekanntes, unsterbliches Wesen zu erforschen? Wenn wir umfassende Kenntnisse über das unsichtbare Selbst erlangen, werden wir auch den sichtbaren Menschen unter unsere Herrschaft bringen – so wie die großen Meister es bewiesen haben. Selbst wenn der sichtbare Mensch in Not ist, kann jemand, der sich der göttlichen Kräfte des unsichtbaren Menschen bewusst ist, vom körperlichen Schmerz unberührt bleiben.

Wie aber erreicht man solche Herrschaft? Zuerst müsst ihr euch bemühen, mehr in der Stille zu leben und zu meditieren. Am Anfang mag dies wenig verlockend scheinen; ihr seid noch so eng mit dem sichtbaren Körper verbunden, dass es euch schwerfällt, an etwas anderes als die üblichen ständigen Sorgen, Wünsche und körperlichen Bedürfnisse zu denken. Bemüht euch dennoch! Schließt die Augen und wiederholt innerlich immer wieder: »Ich bin Gott zum Bilde geschaffen. Mein Leben kann durch nichts zerstört werden. Ich bin der unsterbliche unsichtbare Mensch.«

Dieser unsichtbare Mensch ist Gott zum Bilde erschaffen und so frei wie der GEIST. Im sichtbaren Menschen finden wir alle Sorgen und Begrenzungen dieser Welt. Sobald wir uns des Körpers bewusst werden, sind wir auch an die körperlichen Begrenzungen gebunden. Deshalb lehren uns die großen Meister, die Augen zu schließen und uns in der Meditation des unsichtbaren Menschen zu erinnern – zu erkennen, dass wir nicht auf das beschränkt sind, was der physische Körper tun kann. ...

In der Meditation erforscht ihr die Dunkelheit, die sich hinter den geschlossenen Augen befindet, und richtet eure Aufmerksamkeit auf die Seele – das unsichtbare Selbst in euch. Wenn ihr mit Hilfe der vom Guru gelehrten wissenschaftlichen Meditationstechniken lernt, eure Gedanken zu beherrschen und den Geist zu verinnerlichen, werdet ihr euch allmählich geistig weiterentwickeln; dann vertiefen sich eure Meditationen, und euer unsichtbares Selbst, das göttliche Bild der Seele in euch, erscheint euch mit einem Male wirklich. In diesem freudigen Erwachen der SELBST-Verwirklichung wird das begrenzte Körperbewusstsein, das so wirklich erschien, auf einmal unwirklich; und ihr wisst, dass ihr euer wahres unbesiegbares Selbst und eure Einheit mit Gott gefunden habt.

Strengt euch aufs Äußerste an, um zu Gott zu gelangen. Was ich euch sage, ist eine praktische Wahrheit und entspricht dem gesunden Menschenverstand; ich schenke euch eine Lebensweisheit, die euch von jedem Gefühl der Kränkung befreit. Habt vor nichts Angst. ...

Meditiert tief und gewissenhaft, dann werdet ihr eines Tages erwachen und in Ekstase mit Gott vereint sein; und dann werdet ihr sehen, wie töricht es ist, wenn die Menschen denken, dass sie leiden. Ihr und ich und sie alle – wir sind reiner GEIST.

O allgegenwärtiger Beschützer! Wenn die Wolken des Krieges Gas und Feuer herniederregnen, sollst Du mein sicherer Bunker sein.

Lass mich im Leben und im Tod, in Krankheit, Hungersnot, Seuchen und Armut immer an Deiner Hand festhalten. Lass mich erkennen, dass ich unsterblicher GEIST bin, der von den Wechselfällen der Kindheit, der Jugend und des Alters und von den Umwälzungen in der Welt unberührt bleibt.

Aus *Flüstern aus der Ewigkeit*

Wie ihr die tiefe Gewissheit findet, dass Gott bei euch ist

Das Sanskritwort für Vertrauen ist von wunderbarer Aussagekraft. Es heißt *Vishvas.* Die übliche wörtliche Übersetzung »leicht atmen, Vertrauen haben, frei von Furcht sein« drückt die Bedeutung jedoch nicht vollständig aus. Das Sanskritwort *Shvas* bezieht sich auf den Atemvorgang und damit auch auf Leben und Gefühl. *Vi* hat die Bedeutung von »Gegenteil, ohne«. Das heißt, derjenige, dessen Atem, Leben und Gefühl ruhig sind, kann ein aus der Intuition geborenes Vertrauen haben;

Auszüge aus *Die Reise zur SELBST-Verwirklichung* (Paramahansa Yoganandas *Gesammelte Vorträge und Essays, Band III*) nicht aber Menschen, deren Gefühle ruhelos sind. Wer intuitive Ruhe erlangen will, muss sein inneres Leben entfalten. Eine gut entwickelte Intuition führt unmittelbar zur Erkenntnis der Wahrheit. Auch euch kann dieses wunderbare Wissen zuteil werden – Meditation ist der Weg.

Meditiert geduldig und beharrlich. Während eure innere Ruhe zunimmt, werdet ihr in den Bereich seelischer Intuition gelangen. In allen Zeitaltern wurde denjenigen Erleuchtung zuteil, die Zugang zu dieser inneren Welt der Gottverbundenheit hatten. Jesus sprach: »Wenn du aber betest, so gehe in dein Kämmerlein und schließ die Tür zu und bete zu deinem Vater im Verborgenen; und dein Vater, der in das Verborgene sieht, wird es dir öffentlich vergelten.«[6] Zieht euch in das SELBST zurück und schließt die Tür der Sinne zu, damit die ruhelose Welt

[6] *Matthäus* 6, 6.

nicht eindringen kann; dann wird Gott euch all Seine Wunder offenbaren.

Wenn ihr euch als Seine Kinder betrachtet und wisst, dass Er euer Vater ist, und wenn ihr dann mit fester Entschlossenheit euer Bestes tut, wird Seine Kraft euch trotz aller Hindernisse und trotz aller Fehler, die ihr macht, weiterhelfen. Nach diesem Gesetz lebe ich. ...

In San Francisco [im Jahre 1925] hatte ich nur 200 Dollar auf der Bank, wollte aber eine Vortragsreise beginnen. Ich hatte nicht einmal genug Geld für den Anfang; außerdem waren noch viele hohe Rechnungen zu begleichen. Da sagte ich: »Gott ist bei mir. Er hat mir diese Schwierigkeiten auferlegt, und Er wird für mich sorgen. Ich arbeite für Ihn; ich weiß, dass Er mir helfen wird.« Wenn die ganze Welt euch im Stich lässt, ihr aber *wisst,* dass Er bei euch ist, wird Sein Gesetz für euch Wunder wirken.

Als dann mein Sekretär kam und ich ihm sagte, wie viel Geld wir auf der Bank hatten, brach er buchstäblich zusammen und lag am Boden. »Steh auf!« sagte ich. Er zitterte am ganzen Körper und stieß hervor: „Wir kommen ins Gefängnis, wenn wir unsere Rechnungen nicht bezahlen.« Ich aber erwiderte: »Wir kommen nicht ins Gefängnis! In sieben Tagen werden wir all das Geld haben, das wir für dieses Unternehmen brauchen.«

Er war ein zweifelnder Thomas, doch ich hatte Vertrauen. Ich wollte das Geld ja nicht für mich selbst haben, sondern nur, um Gottes Botschaft zu verbreiten. Trotz der enormen Schwierigkeiten, mit denen ich zu kämpfen hatte, fürchtete ich mich vor nichts. Die Furcht selbst hat Angst vor mir. Was gibt es schon zu fürchten? Ihr solltet euch durch nichts in Angst versetzen lassen. Seht allen Sorgen mit Vertrauen auf Gott entgegen, dann werdet ihr siegen.

In der Bhagavad-Gita heißt es: »Wenn du Mich im Herzen trägst, wirst du durch Meine Gnade alle Hindernisse überwinden.«[7] Und denkt euch nur – ich ging damals gerade vor dem Palace-Hotel auf und ab, als eine ältere Dame auf mich zukam und fragte: »Kann ich Sie bitte einmal sprechen?« Wir wechselten ein paar Worte, und dann sagte sie wie aus heiterem Himmel: »Ich habe Geld im Überfluss. Kann ich Ihnen helfen?«

Ich erwiderte: »Ich brauche ihr Geld nicht. Warum sollten Sie mir Geld anbieten, wo Sie mich nicht einmal kennen?" Da sagte sie: »Aber ich kenne Sie doch; ich habe so viel von Ihnen gehört!« Und auf der Stelle schrieb sie mir einen Scheck über 27 000 Dollar aus. Darin sah ich die Hand Gottes. ...

Ich vertraue bei allem auf Gott. Meine Kraft ist Gott. Ich glaube an keine andere Kraft. Wenn ich mich auf diese Kraft konzentriere, wirkt sie durch mich. ... Diese Kraft Gottes steht auch

[7] XVIII, 58.

euch zur Verfügung. Das werdet ihr feststellen, wenn ihr Vertrauen habt und wisst, dass Wohlstand nicht aus irdischen Quellen, sondern von Gott kommt.

Der Herr sagt allerdings nicht, dass ihr euer eigenständiges Denken aufgeben und keine Initiative ergreifen sollt. Ihr müsst euren Teil dazu beitragen. Gemeint ist: Wenn ihr euch durch unrechte Handlungen und Wünsche sowie durch mangelndes Gottvertrauen und eure unzureichende Verbindung mit Ihm von der göttlichen Quelle abschneidet, könnt ihr Seine allmächtige Hilfe nicht empfangen. Wenn ihr aber mit Gott im Einklang seid und euch von Ihm leiten lasst, wird Er euch helfen, das Richtige zu tun und Fehler zu vermeiden.

Beginnt jetzt damit, morgens und abends tief und regelmäßig zu meditieren. Je mehr ihr meditiert, desto mehr werdet ihr erkennen, dass es irgendetwas hinter dem Bereich des gewöhnlichen Bewusstseins gibt, wo großer Frieden und große Freude herrschen. Vergegenwärtigt euch diesen Frieden und diese Freude; denn das ist der erste Beweis, dass ihr mit Gott in Verbindung getreten seid. Es ist ein bewusstes Erkennen der göttlichen Wahrheit in euch selbst. Und das ist es, was ihr braucht.

So sollte man die Wahrheit anbeten, denn wir können nur das anbeten, was wir kennen. Die meisten Menschen beten Gott als unfassbares Wesen an; doch wenn Er im Gebet für euch zur Wirklichkeit wird und wenn ihr Ihn durch eigene innere Wahrnehmung zu fühlen beginnt, werdet ihr euch Seiner Kraft in eurem Leben immer mehr bewusst. Ganz gleich, was ihr sonst noch alles unternehmen mögt – nur in tiefer Meditation allein werdet ihr die ersehnte Verbindung mit Gott erlangen. Intensive Bemühungen, diesen inneren Frieden und diese innere Freude in der Meditation zu steigern, sind der einzige Weg, der zur Erkenntnis Gottes führt.

Die beste Zeit, Gott um Führung zu bitten, ist nach der Meditation, wenn ihr im Inneren diesen Frieden und diese Freude fühlt; denn dann habt ihr Verbindung mit Ihm aufgenommen. Wenn ihr meint, dass ihr etwas braucht, könnt ihr Gott euer Anliegen vortragen und Ihn fragen, ob das eine berechtigte Bitte sei. Und wenn ihr innerlich fühlt, dass ihr das Gewünschte wirklich braucht, dann betet: »Herr, Du weißt, dass ich dies brauche. Ich will meinen Verstand einsetzen, ich will kreativ sein, ich will tun, was nötig ist. Ich bitte Dich nur darum, meinen Willen und meine schöpferischen Fähigkeiten zu leiten, damit ich das Richtige tue.«

Gebt euch dann dem göttlichen Willen anheim. Vielleicht hat Er etwas Besseres für euch im Sinn als das, worum ihr betet. Es ist eine Tatsache, dass eure dringendsten Gebete und Wünsche manchmal eure größten Feinde sind. Sprecht aufrichtig und ehrlich mit Gott und lasst Ihn entscheiden, was für euch richtig ist. Wenn ihr empfänglich seid, wird Er euch leiten und mit euch zusammenarbeiten. Habt keine Angst, selbst wenn ihr Fehler machen solltet. Habt Vertrauen! Seid überzeugt, dass Gott bei euch ist. Lasst euch in allem von dieser Kraft leiten. Sie ist unfehlbar. Diese Wahrheit gilt für jeden von euch.

Furchtlosigkeit bedeutet: Gott vertrauen

Furchtlosigkeit ist der uneinnehmbare Fels, auf dem man sein geistiges Leben aufbauen muss. Furchtlosigkeit bedeutet Glauben an Gott: Glauben an Seinen Schutz, Seine Gerechtigkeit, Seine Weisheit, Seine Gnade, Seine Liebe und Seine Allgegenwart. ...

Durch Furcht verliert der Mensch die Unantastbarkeit seiner Seele. Furcht unterbricht das harmonische Wirken der Natur – der Quelle innerer göttlicher Kraft – und verursacht viele körperliche, geistige und seelische Störungen. Hochgradige Furcht kann sogar einen plötzlichen Tod durch Herzversagen verursachen. Lang anhaltende Furcht ruft seelische Komplexe und chronische Nervosität hervor.

Furcht kettet Geist und Herz (das Gefühl) an den äußeren Menschen und erzeugt mentale und körperliche Nervosität, mit der sich das Bewusstsein identifiziert; als Folge davon konzentriert sich die Seele auch weiterhin auf das Ego, den Körper und all die Dinge, die Angst hervorrufen. Der Gottsucher sollte jedoch alle Befürchtungen abwerfen und erkennen, dass sie Stolpersteine darstellen, die ihn daran hindern, sich auf den unerschütterlichen seelischen Frieden einzustellen. ...

Vielleicht fordert der Tod den Glauben des Sterblichen am meisten heraus. Furcht vor diesem unvermeidlichen Ereignis ist töricht. In diesem Leben erfahrt ihr den Tod nur einmal, und gleich nach seinem Eintreten ist er auch schon vorbei, ohne dass er die Individualität oder das wahre Wesen des Menschen in irgendeiner Weise beeinträchtigt hat.

Auch Krankheit ist wie ein Fehdehandschuh, der dem Glauben vor die Füße geworfen wird. Alle Kranken sollten sich ernstlich darum bemühen, wieder gesund zu werden. Selbst wenn die Ärzte keine Hoffnung mehr haben, sollten Kranke innerlich gefasst bleiben, denn sobald man sich fürchtet, gerät auch der Glaube ins Wanken, und man kann die allmächtige, barmherzige Gegenwart Gottes nicht mehr fühlen. Anstatt sich Sorgen zu machen, sollte man positiv denken und sich innerlich immer wieder sagen: »Deine Liebe und Dein Schutz sind meine feste Burg, in der ich mich allezeit geborgen fühle.« Der furchtlose Gottsucher, der an einer unheilbaren Krankheit stirbt, dessen Gedanken jedoch ständig um Gott kreisen, bereitet sich vor, dem körperlichen Gefängnis zu entfliehen und ein herrliches Leben in der Astralwelt zu beginnen. Dadurch kommt er in seinem nächsten Leben dem Ziel höchster Befreiung näher. Wer aber voller Angst stirbt und seinen Gottesglauben und das Bewusstsein seiner Unsterblichkeit einem Gefühl der Verzweiflung weichen lässt, überträgt dieses beklagenswerte Verhalten von Furcht und Schwäche auf seine nächste Inkarnation. Aufgrund dieser Prägung ist es durchaus möglich, dass ihn im nächsten Leben ähnliche Schicksalsschläge ereilen – eine Fortsetzung der karmischen Lektion, die er noch nicht gelernt hat. Der heroische Mensch dagegen bleibt Sieger im Kampf um die Freiheit, auch wenn er das Gefecht mit dem Tode verliert. Alle Menschen müssen erkennen, dass ihr Seelenbewusstsein jede äußere Katastrophe bewältigen kann.

Wenn jemand wiederholt von unterbewussten Ängsten geplagt wird, obgleich er sich innerlich mit allen Mitteln dagegen wehrt, deutet dies auf ein tiefverwurzeltes karmisches Muster hin. Dieser Gottsucher muss sich noch mehr darum bemühen, seine Aufmerksamkeit von diesen Ängsten abzulenken, indem er sein Bewusstsein mit ermutigenden Gedanken füllt. Darüber hinaus – und das ist am allerwichtigsten – sollte er sich ganz und gar der zuverlässigen Führung Gottes anvertrauen. Wer SELBST-Verwirklichung erlangen will, muss furchtlos sein.

Der höchste Glaube – sich ohne Angst Gott anheimgeben

Sinn und Zweck dieses rätselhaften Lebens zu ergründen ist schwierig, aber nicht unmöglich. Dank unserem fortschrittlichen Denken kommen wir täglich einigen seiner Geheimnisse auf die Spur. ... Doch trotz all unserer Maschinen, Berechnungen und Erfindungen scheinen wir dennoch Spielbälle in den Händen des Schicksals zu sein; wir sind noch weit davon entfernt, uns unabhängig von den Naturgewalten zu machen.

Ständig auf Gedeih und Verderb der Natur ausgeliefert zu sein, bedeutet sicherlich keine wahre Freiheit. Unsere Begeisterung wird erheblich gedämpft, wenn wir zu hilflosen Opfern von Überschwemmungen, Orkanen und Erdbeben werden; oder wenn uns plötzlich, ohne ersichtlichen Grund, unsere Angehörigen durch Krankheit oder Unfall entrissen werden. Dann erkennen wir, dass wir in Wirklichkeit gar nicht viel erreicht haben. Trotz all unserer Bemühungen, das Leben so zu gestalten, wie wir es möchten, bringt uns dieser Planet immer noch in zahllose, nicht von uns hervorgerufene Situationen, die von einer unbekannten Intelligenz geleitet werden und auf die wir keinen Einfluss haben. ... Trotz all unseres stolzen Wissens müssen wir immer noch ein unsicheres Dasein führen. ...

Daher gelangen wir zu dem Schluss, dass es nötig ist, sich furchtlos unserem wahren, unsterblichen SELBST und der Höchsten Gottheit anzuvertrauen, denn wir sind ja Ebenbilder des Höchsten SELBST. Ein solcher Glaube, der frei von Egoismus ist, verhilft uns dazu, fröhlich, unbesorgt und ungezwungen vorwärts zu streben.

Vertraut euch vollkommen furchtlos dieser Höheren Macht an. Selbst wenn ihr euch heute vornehmt, unerschrocken und frei durchs Leben zu gehen und dann morgen an der Grippe erkrankt und euch miserabel fühlt – macht euch nichts daraus. Schwächt euren Willen nicht! Befehlt eurem Bewusstsein, stark im Glauben zu bleiben. Das SELBST kann von keiner Krankheit angesteckt werden. Körperliche Krankheiten sind das Ergebnis falscher, krank machender Gewohnheiten, die im Unterbewusstsein wurzeln. Solch karmische Auswirkungen widerlegen nicht die Wirksamkeit und dynamische Kraft des Glaubens.

Haltet das Steuer des Glaubens fest in den Händen und lasst euch nicht von Schicksalsschlägen entmutigen. Seid stärker als die Stürme des Missgeschicks, verwegener als alle Gefahren. In dem Grade, wie dieser neu erworbene Glaube seinen dynamischen Einfluss auf euch ausübt, werdet ihr die euch versklavende Schwäche überwinden.

Ohne Gebot des Herrn könnte sich keines eurer Blutkörperchen bewegen, könntet ihr keinen Atemzug tun. Daher ist die vollkommene Ergebenheit in Gott ein Prüfstein für euren Glauben. Diese Ergebenheit hat nichts mit Trägheit zu tun oder mit der Erwartungshaltung, dass Gott alles für uns tun sollte – wir müssen uns selbst aufs Äußerste bemühen, wenn wir unbedingt etwas erreichen wollen –, vielmehr bedeutet Ergebenheit hier, dass wir uns Gott ganz anheimgeben, aus Liebe zu Ihm und aus Ehrfurcht vor Seiner Allmacht.

Mein Werk ist vollendet, wenn ich in euren Herzen auch nur den winzigsten Funken jener Liebe entzünden konnte, die ich für meinen Vater fühle. [Als ich jung war,] hat es lange gedauert, bis ich mit Ihm vertraut wurde; mir schien, als würde ich es in diesem Leben nicht schaffen, denn mein Geist war so ruhelos. Doch jedes Mal, wenn meine Gedanken mich dazu verleiten wollten, die Meditation aufzugeben, überlistete ich sie: »Ich bleibe hier sitzen, ganz gleich, welcher Lärm oder welche Ablenkungen auch auftreten mögen. Es kümmert mich nicht, selbst wenn ich dabei sterben sollte; ich werde bis zum Ende durchhalten.« Wenn ich in dieser Weise ausharrte, gelang es mir hin und wieder, für einen flüchtigen Augenblick den göttlichen GEIST zu schauen: wie ein Funke flammte Er auf und entschwand dann wieder – so nah und doch so fern. Aber ich blieb standhaft. Wie lange ich in der unsichtbaren Stille gewartet habe! – erfüllt von unbeugsamer Entschlossenheit. Je tiefer ich mich konzentrierte, desto deutlicher und inniger begann ich Seine Nähe zu fühlen. Und jetzt ist Er immer bei mir.

Gesegnet seid ihr, dass ihr diese göttliche Botschaft vernehmt, die Botschaft des GEISTES, die Botschaft, die das Geheimnis des Universums entschlüsselt. Wovor fürchtet ihr euch? Werft alle Furcht ab! Es gibt nichts mehr zu fürchten, wenn ihr mit der großen Macht des GEISTES in Berührung gekommen seid, die alle Kräfte der Schöpfung und das ganze Wunderwerk des Universums beherrscht. Wo sonst könntet ihr größere Hoffnung, größere Sicherheit finden als in der Verbindung mit dem Unendlichen Herrn, dem innersten Wesen allen Seins. ...

Er ist der einzige sichere Hafen, der vor den Stürmen des Lebens Schutz gewährt. »Suche mit der ganzen Glut deines Herzens Zuflucht bei Ihm. Durch Seine Gnade wirst du höchsten Frieden und den Ewigen Schutz erfahren.«[8] In Ihm habe ich das Glück meines Lebens und die unbeschreibliche Seligkeit meines Daseins gefunden; in Ihm wurde mir die wunderbare Er-

[8] Bhagavad-Gita XVIII, 62.

kenntnis zuteil, dass Seine Allgegenwart meine Seele durchdringt. Ich wünsche mir, dass ihr alle dies erfahrt.

Epilog

»Bleibt auch inmitten zusammenbrechender Welten fest und unerschütterlich«

Einmal müsst ihr alle zu der Erkenntnis gelangen, dass ihr ein Teil des allmächtigen Gottes seid. Setzt euch zum Ziel, eins mit Gott zu werden. Mahavatar Babaji sagte, dass selbst ein wenig von diesem *Dharma* – dem rechtschaffenen Handeln und der Suche nach Gott – euch von großer Furcht befreien wird.[9]

Der Gedanke an Tod oder Misserfolg oder anderes schweres Leid verursacht dem Menschen große Furcht. Wenn ihr euch selbst nicht

[9] Umschreibung von Vers 40, Kapitel II der Bhagavad-Gita. Mahavatar Babaji, der erste in der Reihe erleuchteter Meister, die hinter Paramahansa Yogananda stehen, zitierte diesen Vers oft im Zusammenhang mit dem *Kriya-Yoga*.

mehr helfen könnt, wenn die Familie nichts für euch tun kann, wenn keiner euch mehr zur Seite steht, wie sieht es dann in euch aus? Warum wollt ihr es so weit kommen lassen? Sucht Gott und bleibt in Ihm verankert.

Ehe irgendjemand bei euch war, wer kümmerte sich da um euch? Gott. Und wenn ihr diese Erde verlasst, wer wird dann bei euch sein? Gott allein. Doch wenn ihr Ihn euch nicht jetzt zum Freunde macht, werdet ihr Ihn auch später nicht erkennen. Sucht Gott von ganzem Herzen, dann werdet ihr Ihn finden.

Es ist nun an der Zeit, dass ihr die wahre Aufgabe der Religion erkennt und versteht: sie soll euch zeigen, wie ihr mit der höchsten Freude – Gott selbst, dem großen, ewigen Tröster – in Verbindung treten könnt. Wenn ihr diese Freude erlebt und immer an ihr festhalten könnt, werdet ihr auch inmitten zusammenbrechender Welten fest und unerschütterlich bleiben – ganz gleich, was sich in eurem Leben ereignet.

Fürchtet euch vor nichts. Selbst wenn ihr auf stürmischen Wellen umhergetrieben werdet, seid ihr immer noch im Meer. Haltet stets am Bewusstsein der göttlichen Gegenwart fest. Bewahrt euren Gleichmut und sagt euch: »Ich bin furchtlos. Ich bin aus göttlicher Substanz erschaffen. Ich bin ein Funke im Feuer des GEISTES. Ich bin ein Atom der kosmischen Flamme. Ich bin eine Zelle im unermesslichen Körper des Vaters. ›Ich und mein Vater sind eins.‹«

Über den Autor

Paramahansa Yogananda (1893–1952) gilt weltweit als eine der überragenden geistigen Persönlichkeiten unserer Zeit. Er stammte aus Nordindien und reiste 1920 in die Vereinigten Staaten, wo er über dreißig Jahre lang die altehrwürdige indische Wissenschaft der Meditation sowie die Kunst eines ausgeglichenen geistigen Lebens lehrte. Durch seine begeistert aufgenommene Lebensgeschichte, die *Autobiographie eines Yogi,* und seine zahlreichen anderen Bücher hat Paramahansa Yogananda Millionen von Lesern in die unsterbliche Weisheit des Ostens eingeführt. Heute wird sein geistiges und humanitäres Werk von der internationalen Organisation Self-Realization Fellowship weitergeführt, die er 1920 gründete, um seine Lehren weltweit zu verbreiten. Derzeitiger Präsident und geistiges Oberhaupt der Self-Realization Fellowship ist Bruder Chidananda.

Im Oktober 2014 wurde ein preisgekrönter Dokumentarfilm, *Awake: The Life of Yogananda,* über Paramahansa Yoganandas Leben und Wirken veröffentlicht.

Zusätzliche Möglichkeiten, Paramahansa Yoganandas Lehren über den Kriya-Yoga kennenzulernen

Die Self-Realization Fellowship hat es sich zur Aufgabe gemacht, Wahrheitssucher in aller Welt weitgehend zu unterstützen. Bitte besuchen Sie unsere Website oder wenden Sie sich an unseren internationalen Hauptsitz, wenn Sie Informationen über Folgendes wünschen: unsere jährlich stattfindenden öffentlichen Vorträge und Seminare; Meditationen und Andachten in unseren Tempeln und Zentren in vielen Ländern der Welt; Termine für unsere Retreats (Einkehrtage) sowie Informationen über andere Aktivitäten.

Self-Realization Fellowship
3880 San Rafael Avenue
Los Angeles, CA 90065-3219 USA
Tel. +1 (323)-225-2471
Fax +1 (323)-225-5088
www.yogananda.org

oder

Gemeinschaft der Selbst-Verwirklichung
Laufamholzstraße 369
D-90482 Nürnberg
Tel. 0911/50 10 87
Fax 0911/5 04 83 17

Lehrbriefe der Self-Realization Fellowship

Diese Lehrbriefe enthalten Paramahansa Yoganandas Anleitung zu den Techniken der Yoga-Meditation und seine Grundsätze und persönlichen Ratschläge für eine spirituelle Lebensweise

Wenn Sie sich von den spirituellen Wahrheiten in *Leben ohne Angst* angesprochen fühlen, möchten wir Sie einladen, die *Lehrbriefe der Self-Realization Fellowship* zu abonnieren.

Paramahansa Yogananda hat diese Reihe von Lehrbriefen, die für das Selbststudium gedacht sind, zusammenstellen lassen, um aufrichtigen Wahrheitssuchern Gelegenheit zu geben, die in diesem Buch erwähnten althergebrachten Yoga-Meditationstechniken zu lernen und zu üben – einschließlich des wissenschaftlichen *Kriya-Yoga*. Die Lehrbriefe enthalten auch seine praktischen Ratschläge, mit denen man Ausgeglichenheit sowie körperliche, geistige und seelische Gesundheit erlangen kann.

Die *Lehrbriefe der Self-Realization Fellowship* können gegen eine geringe Gebühr bezogen werden (diese dient zur Deckung der Druck- und Versandkosten). Alle, welche die Lehrbriefe beziehen, werden in Bezug auf das Üben der Techniken von Nonnen und Mönchen der Self-Realization Fellowship ausgiebig persönlich beraten.

Für weitere Informationen ...

Bitte besuchen Sie unsere Webseite www.srf-lessons.org, um ein umfassendes kostenloses Informationspaket zu den *Lehrbriefen* anzufordern.

Ebenfalls bei der Self-Realization Fellowship erschienen:

Autobiographie eines Yogi

von Paramahansa Yogananda

Diese Autobiographie, die großen Anklang gefunden hat, ist zum einen das faszinierende Lebensbild einer außergewöhnlichen Persönlichkeit und bietet zum anderen eine tiefe Einsicht in die letzten Geheimnisse des menschlichen Daseins. Schon bei seinem ersten Erscheinen wurde dieses Werk als Meilenstein der geistigen Literatur bezeichnet, und es ist noch immer eines der am meisten gelesenen und geschätzten Bücher, die je über die Weisheit des Ostens geschrieben wurden.

Mit gewinnender Offenheit, Erzählkunst und köstlichem Humor schreibt Paramahansa Yogananda seine inspirierende Lebensgeschichte – schildert die Erlebnisse seiner ungewöhnlichen Kindheit, Begegnungen mit vielen Heiligen und Weisen während seiner Jugendjahre, als er in ganz Indien nach einem erleuchteten Lehrer suchte, seine zehnjährige Schulung in der Einsiedelei eines verehrungswürdigen

Yoga-Meisters und seinen 30-jährigen Aufenthalt in Amerika, wo er seine Lehre verbreitete. Außerdem berichtet er über seine Begegnungen mit Mahatma Gandhi, Rabindranath Tagore, Luther Burbank, der katholischen Stigmatisierten Therese Neumann und anderen berühmten geistigen Persönlichkeiten aus Ost und West. Das Buch enthält auch ausführliche Texte, die er nach der ersten Auflage von 1946 hinzufügte, sowie ein abschließendes Kapitel über seine letzten Lebensjahre.

Das Buch, das als ein spiritueller Klassiker unserer Zeit gilt, bietet eine tiefgründige Einführung in die alte Yoga-Wissenschaft. Es ist bis heute in über fünfzig Sprachen übersetzt worden und dient weitgehend als Nachschlagewerk in Hochschulen und Universitäten. Als ständiger Bestseller hat das Buch seinen Weg in die Herzen von Millionen Lesern in aller Welt gefunden.

»Auf den Seiten dieser von unvergleichlichem und scharfem Geist gestalteten Darstellung eines faszinierenden Lebens wird ein Menschenbild von einer so ungeheuerlichen Größe offenbar, dass es den Leser von der ersten bis zur letzten Seite atemlos in Bann hält … Man möchte dieser bedeutenden Biographie die Kraft zusprechen, eine geistige Reformation auszulösen.«

– Schleswig-Holsteinische Tagespost

»Ein außergewöhnlicher Bericht.«

– The New York Times

»Eine faszinierende und klar kommentierte Studie.«

– Newsweek

Andere Bücher von Paramahansa Yogananda

Erhältlich in Buchhandlungen, im Internet, von Brockhaus Commission (bestell@brocom.de, Tel. 07154/13270) oder direkt vom Verlag (www.srfbooks.org).

Autobiographie eines Yogi
(Hörbuch, gelesen von Robert Atzorn)

Gott spricht mit Arjuna – Die Bhagavad-Gita
(Neue Übersetzung und neuer Kommentar)

Die Wiederkunft Christi:
Die Auferstehung des Christus im eigenen Inneren – *Eine wegweisende Auslegung der ursprünglichen Lehren Jesu*

Der Yoga der Bhagavad-Gita

Der Yoga Jesu

Gesammelte Vorträge und Essays
Band I: Die ewige Suche des Menschen
Band II: Im Zauber des Göttlichen
Band III: Die Reise zur SELBST-Verwirklichung

Der Wein des Mystikers
Die Rubaijat des Omar Chajjam – eine geistige Deutung

Religion als Wissenschaft

Flüstern aus der Ewigkeit

Lieder der Seele

Worte von Paramahansa Yogananda

Wissenschaftliche Heilmeditationen

An der Quelle des Lichts
Einsichten und Inspirationen, um den Herausforderungen des Lebens zu begegnen

Aus der Quelle der Seele
Wege zum erfolgreichen Beten

Wege zum inneren Frieden
Ruhige Tätigkeit – tätige Ruhe

Zwiesprache mit Gott

Meditationen zur SELBST-Verwirklichung

Das Gesetz des Erfolges

Erfolg im Leben

Warum Gott das Böse zulässt und wie man sich darüber erhebt

Kosmische Lieder

DVD Video

Awake: The Life of Yogananda
Ein Film von CounterPoint Films

Self-Realization Fellowship
3880 San Rafael Avenue
Los Angeles, CA 90065-3219, USA
Tel. +1 (323) 225-2471
Fax +1 (323) 225-5088
www.srfbooks.org

oder

Gemeinschaft der Selbst-Verwirklichung
Laufamholzstraße 369
D-90482 Nürnberg
Tel. 0911/50 10 87
Fax 0911/5 04 83 17